肛 皓 有 你

闵建颖　主审

俞旻皓　著

敏飞文化　组编

上海科学普及出版社

图书在版编目（CIP）数据

肛皓有你 / 俞旻皓著 . -- 上海：上海科学普及出
版社，2023.12
ISBN 978-7-5427-8596-1

Ⅰ. ① 肛 … Ⅱ. ① 俞 … Ⅲ. ① 直肠癌－治疗
Ⅳ. ① R735.305

中国国家版本馆 CIP 数据核字（2023）第 216254 号

责任编辑 林晓峰
特约编辑 冯晓瑜 李 洁

肛皓有你

俞旻皓 著

敏飞文化 组编

上海科学普及出版社出版发行
（上海中山北路 832 号 邮政编码 200070）
http：//www.pspsh.com

各地新华书店经销 上海华业装潢印刷厂有限公司印刷
开本 850×1168 1/32 印张 2.125 字数 40 千字
2023 年 12 月第 1 版 2023 年 12 月第 1 次印刷

ISBN 978-7-5427-8596-1 定价：27.00 元

序　言

当一名正值职业上升期的年轻白领被确诊直肠癌，他不敢相信、惊慌失措，面对保命或者保肛的选择时，更是灰心绝望，直到他幸运地遇见了俞旻皓医生，重新燃起生命的希望。

翻开《肛皓有你》这本漫画，生动形象的人物、风趣幽默的气泡框映入眼帘，我不自觉地被代入主人公的视角，跟着他一起经历求诊治疗之旅，了解那些重要的健康科普知识点。俞医生让患者相信了"光"，也让读这本书的你我，了解了"肠"。

事实上，目前我国结直肠癌的发病率和死亡率在所有恶性肿瘤中位居前列，并呈现出年轻化的趋势。其实，癌症的形成是慢性迁移并不断发生、发展的过程。虽然目前对于结直肠癌的治疗已经取得了明显进步，其生存预后较以往也有了明显的改善，但往往还是有很多患者因为缺少医学专业知识，得病了不看，或是病急乱投医，错过了最佳治疗时间，付出了巨大的代价。

要想从源头上降低结直肠癌的发病率和死亡率，就需要普及结直肠癌的预防、诊治等科普知识，消除大众谈癌色变的旧观念，这正是俞旻皓医生在做的事。

俞旻皓医生是上海交通大学医学院附属仁济医院胃肠外科的"网红医生"，专注于结直肠癌的外科微创手术，特别是低位直肠癌保肛手术。在繁忙的医、教、研工作之余，他坚持在微信、小红书、抖音等自媒体平台通过视频、图文和日常 vlog 等方式为老百姓科普健康知识。2020 年 7 月至今，已累计发布原创作品600 余条。

"看病难"是一个老生常谈的话题，很多时候"看病难"其实是老百姓不知道"怎么看""该看谁""怎么选择"，而这也是俞医生坚持做科普的动力——帮助患者打破信息壁垒，让更多人了解到专业医疗信息，让"看病"变得"简单"！

在他身上，我看到了年轻医生对健康科普的热情和投入，同时也欣喜有越来越多的仁济青年投身于健康科普作品的创作，由全院数百名医护人员共同打造的"仁人科普"平台，也让仁济成为了老百姓津津乐道的好医院。

希望读过这本小书，能让您有所触动、有所收获，给您和家人的健康提个醒。我相信，这就是俞旻皓医生想要的结果。

闵建颖

2023 年 9 月

作 者 的 话

　　亲爱的读者朋友，非常高兴再次与你们相遇！两年以来，《痔理旻言》得到了大家的热烈反响和支持，让许多"菊部"困难的朋友解除了疑惑，消除了恐惧。同时，我也深深体会到，用有趣易懂的方式向大众传递医学知识的重要性。因此，我决定继续创作这个科普系列的第二部作品《肛皓有你》——一本关于结直肠癌的短篇科普漫画。

　　作为一名结直肠外科医生，我一直致力于帮助患者了解和预防结直肠癌。结直肠癌是一种常见的消化系统恶性肿瘤，我国居民的发病率正逐年增高。然而，公众对于这种癌症的认识还相对较少。我每天在临床实践中与结直肠癌患者打交道，曾遇到不少患者或是贻误治疗时机，或是盲从治疗、盲目手术，有些更是因为无法保肛而对生活失去希望，选择放弃治疗，致使这些家庭走向黑暗。于是我决定创作这部科普漫画，从一个年轻患者的直肠癌病例入手，通过简明易懂的语言文字、生动有趣的漫画故事和实用专业的医学知识，让大家能够增加对结直肠癌的了解，并传递早发现、早治疗的健康理念。

基于广大直肠癌患者既要保命又要保肛的愿望，多年来，我带领放射科、病理科、肿瘤科、放疗科、核医学科等多学科专家团队，通过细致全面的检查和评估，为患者商议和制定最优化的综合治疗方案，用精湛的手术保住患者的尊严，最大程度地提高患者的生活质量。

一个直肠癌患者就像一盆花，

对保肛门和活下去的希望就像花渴望水和阳光，

生病或许是不幸的，

但遇见了俞医生却又是幸运的，

因为他始终相信"会有光"。

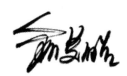

内 容 提 要

　　本书由上海交通大学医学院附属仁济医院胃肠外科俞旻皓医生编写，旨在为大家科普低位直肠癌的诊疗流程和康复指导。低位直肠癌是指病灶距离肛缘 5 cm 内的直肠癌，不但容易被忽视，且因为解剖位置特殊，其治疗方式相较于其他部位的肠癌有所不同，尤其在手术方面更富有挑战性。面对既要保命，又要保肛的低位直肠癌患者，他们的生活仿佛被关上了大门，但俞医生会为他们重新打开一扇窗，迎接美好的未来。

目　　录

引　子

　　小刚是一名在职场打拼的青年才俊，面对持续繁重的工作和家庭压力，他饮食作息不规律，生活方式也不健康。最近一个月，小刚发现自己老是排便不尽，大便还带血，以为只是自己久坐导致的痔疮，没有在意。但谁曾想，症状逐渐加重。小刚无意中刷到了俞旻皓医生的科普短视频后才意识到，自己得的这可能不是痔疮，还是要去医院好好检查一下，他四处求医，但得到的都是保肛、保命二选一的艰难抉择。于是他慕名来到了仁济医院俞医生门诊，这是他最后的希望了。

　　检查后发现，小刚直肠距离肛门3厘米的地方长了个肿块，质地硬；肠镜活检病理明确是低位直肠癌，进一步的CT和MRI等检查评估发现疾病已不是早期。备受打击的小刚身心俱疲，但在俞医生的开导和劝说下重燃起生的希望。经过放化疗、免疫治疗后，肿瘤明显缩小，而后由俞医生主刀，顺利进行了腹腔镜下直肠癌低位前切除手术，并成功保肛。手术后，小刚在俞医生的指导下继续接受辅助化疗和随访复查，开启了崭新的人生。

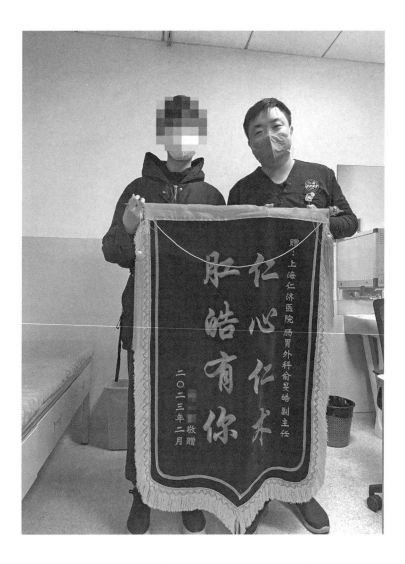

本书故事由真实病例改编

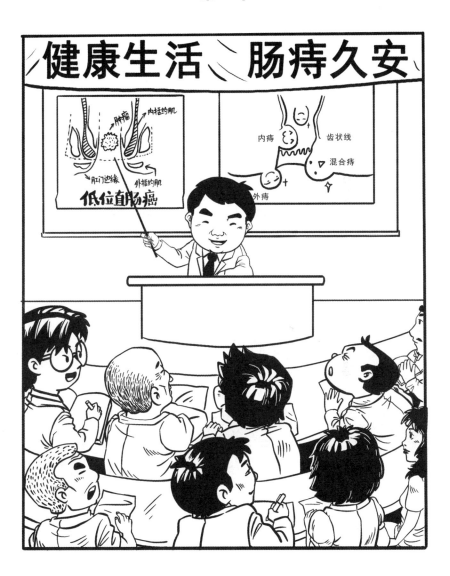

患者的生活习惯

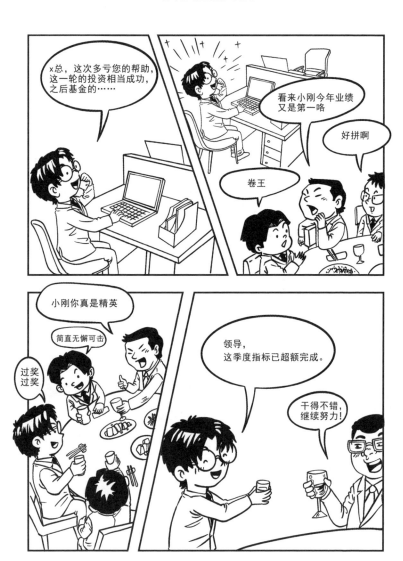

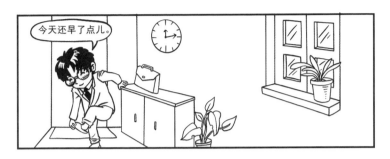

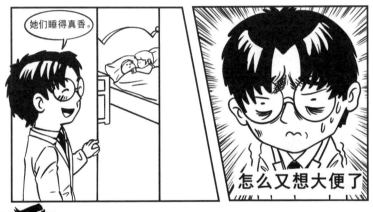

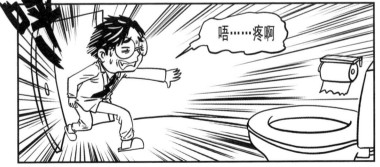

患者与低位直肠癌

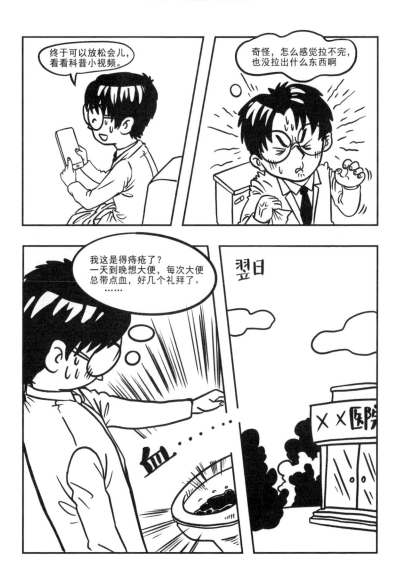

低位直肠癌的症状

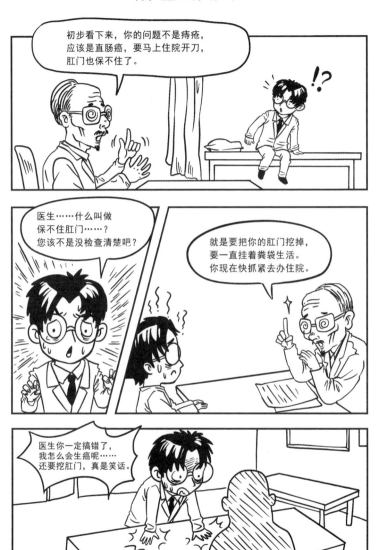

7

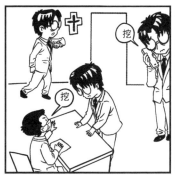

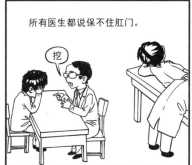

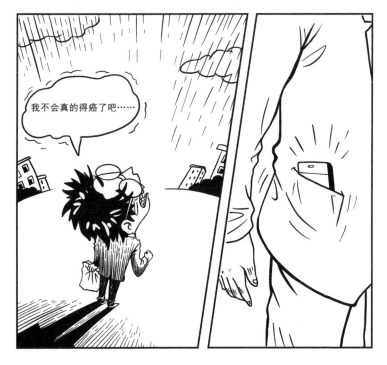

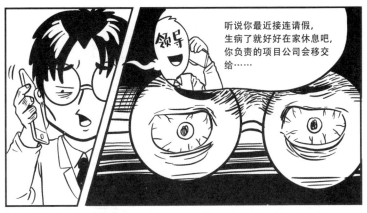

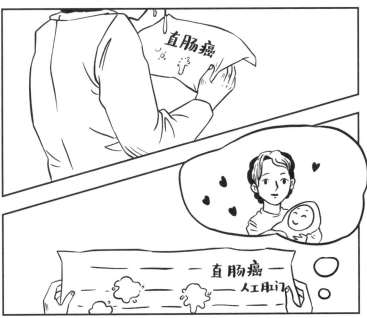

肛皓有你

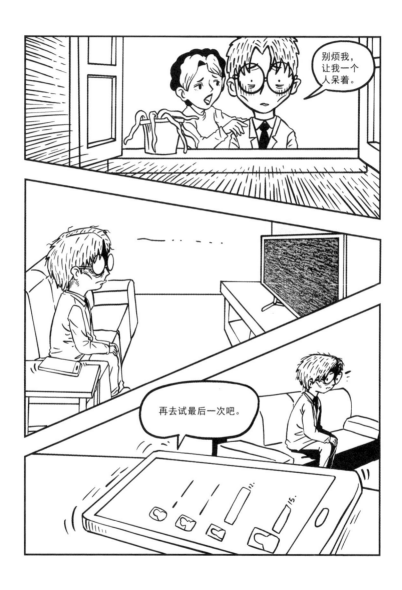

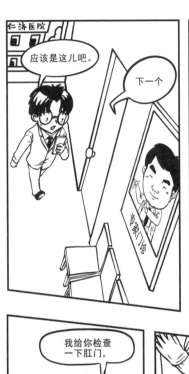

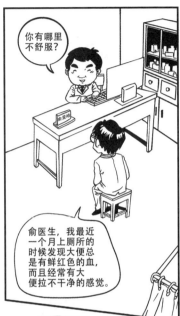

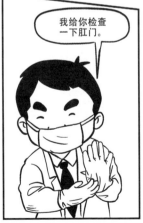

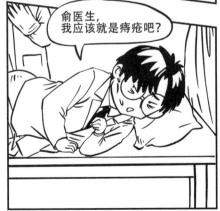

11

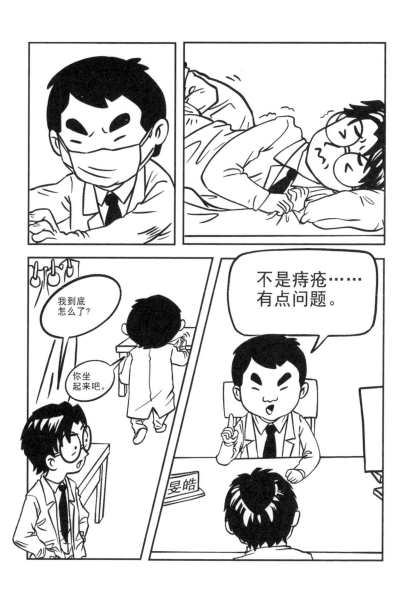

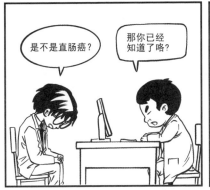

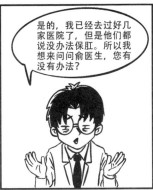

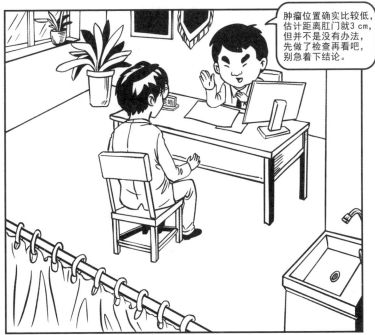

13

低位直肠癌的筛查流程

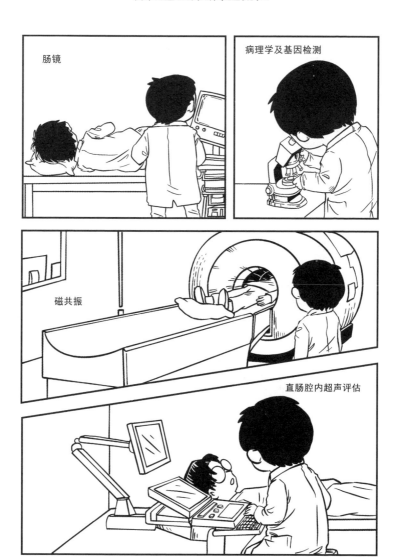

什么是低位直肠癌

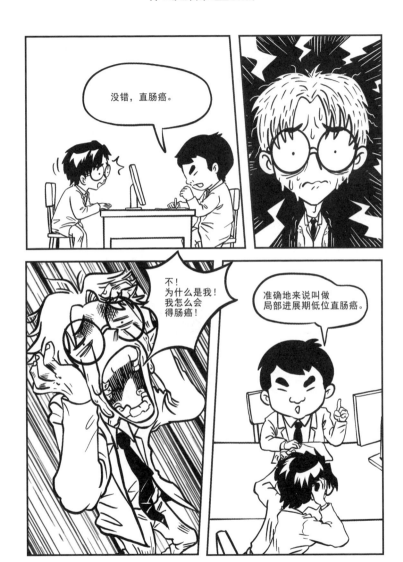

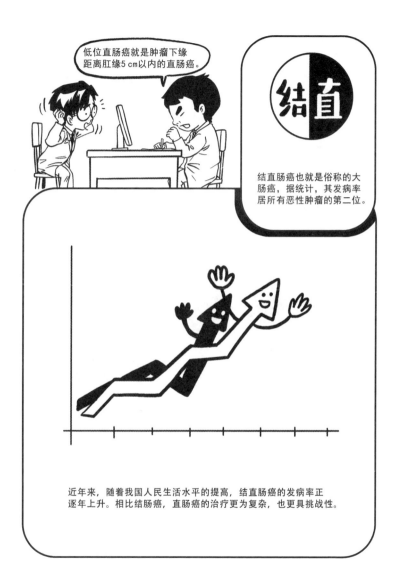

结直肠癌也就是俗称的大肠癌，据统计，其发病率居所有恶性肿瘤的第二位。

近年来，随着我国人民生活水平的提高，结直肠癌的发病率正逐年上升。相比结肠癌，直肠癌的治疗更为复杂，也更具挑战性。

肠癌的分期

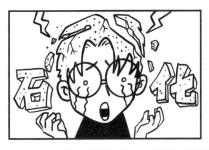

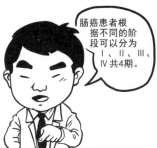

肠癌患者根据不同的阶段可以分为Ⅰ、Ⅱ、Ⅲ、Ⅳ共4期。

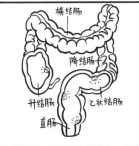

Ⅰ期肠癌：指肠部肿瘤较小，侵犯较浅，没有淋巴结或者远处脏器的转移，是通常所说的早期肠癌。

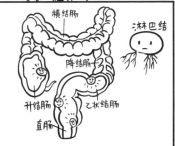

Ⅱ期肠癌：指肿瘤已经侵犯了较深的肠壁，但是没有淋巴结或远处的脏器转移。

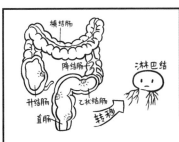

Ⅲ期肠癌：指出现了肿瘤周围淋巴结的转移，但没有远处的脏器的转移。

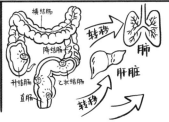

Ⅳ期肠癌：指出现了远处脏器，比如肝、肺的转移，甚至是腹腔的播散，也就是通常说的晚期。

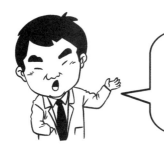

低位直肠癌的特点是距离肛门近，症状出现早，可通过肛门指检发现，但也容易被忽视，误以为是痔疮。

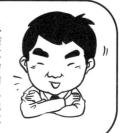

随着治疗模式的改变，低位直肠癌的治疗目标已经从单一追求手术根治，转为在保证根治的前提下，尽量提高患者生活质量，而其中最为重要的就是为患者保住肛门。但事实上，保肛手术是个复杂的临床决策过程，需要基于患者和家属的意愿，依据病变的部位、大小、病理类型、侵犯深度、是否有邻近器官累及、是否有淋巴结或远处器官转移，并结合性别、年龄、全身情况、肥胖程度乃至骨盆解剖来综合分析决定，筛选出可以保肛且适合保肛的患者。

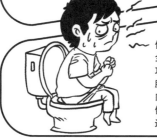

由于低位直肠癌位置非常接近肛管，因此低位直肠癌的手术不仅关系到肿瘤是否能够完全切除，还关系到患者能否完整保留具有排便功能的肛门。由于手术切除了具有储便功能的肠管，破坏了直肠附近的组织结构、神经、肌肉等，导致控便能力下降，主要表现为便急、便频、大便失禁和排便困难，一般半年左右能通过康复锻炼恢复。

● 现在推崇通过多学科合作，利用放化疗等综合治疗手段，让肿瘤"消失"，从而达到免于手术、保留器官功能的目的。

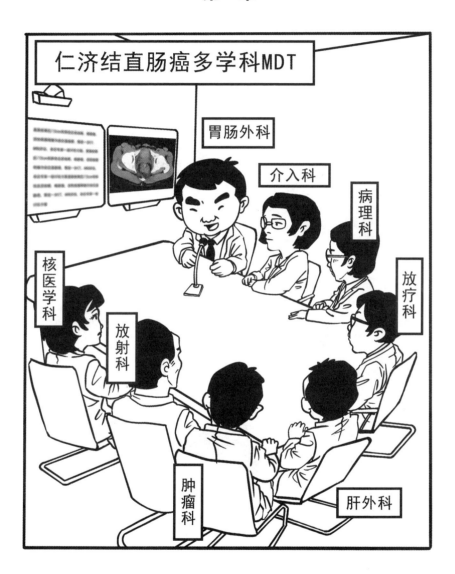

患者确诊

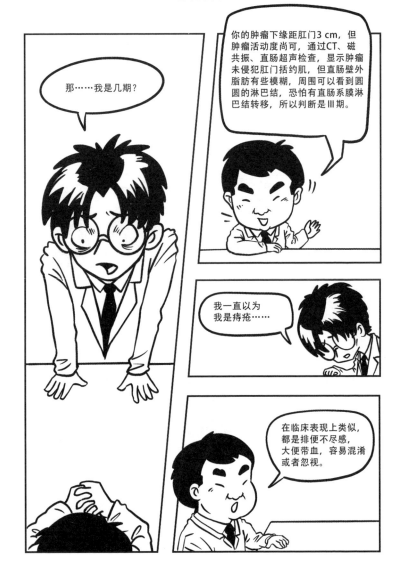

低位直肠癌的诱因

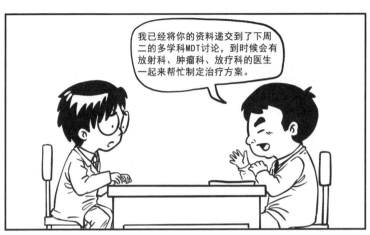

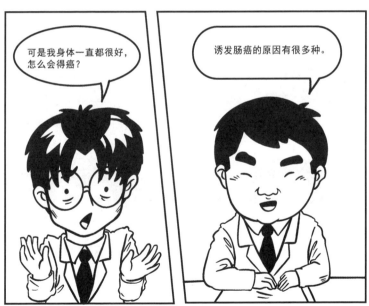

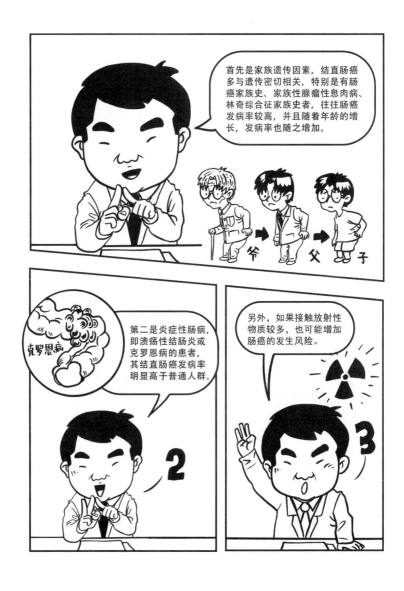

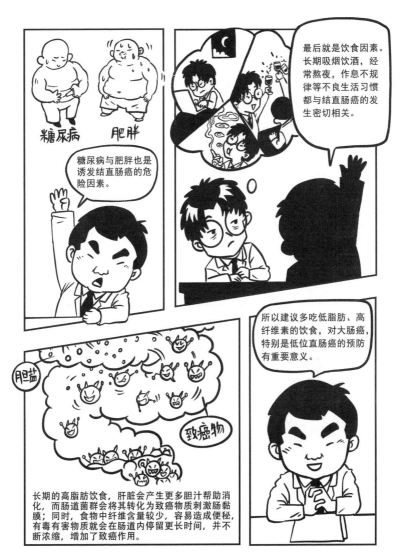

糖尿病　　肥胖

糖尿病与肥胖也是诱发结直肠癌的危险因素。

最后就是饮食因素。长期吸烟饮酒，经常熬夜，作息不规律等不良生活习惯都与结直肠癌的发生密切相关。

胆盐

致癌物

长期的高脂肪饮食，肝脏会产生更多胆汁帮助消化，而肠道菌群会将其转化为致癌物刺激肠黏膜；同时，食物中纤维含量较少，容易造成便秘，有毒有害物质就会在肠道内停留更长时间，并不断浓缩，增加了致癌作用。

所以建议多吃低脂肪、高纤维素的饮食，对大肠癌，特别是低位直肠癌的预防有重要意义。

保肛手术有哪些选择

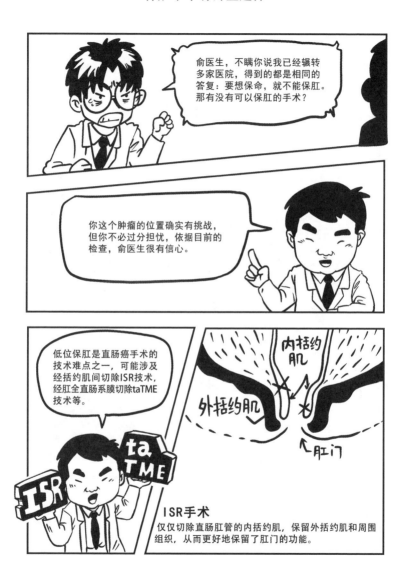

俞医生，不瞒你说我已经辗转多家医院，得到的都是相同的答复：要想保命，就不能保肛。那有没有可以保肛的手术？

你这个肿瘤的位置确实有挑战，但你不必过分担忧，依据目前的检查，俞医生很有信心。

低位保肛是直肠癌手术的技术难点之一，可能涉及经括约肌间切除ISR技术，经肛全直肠系膜切除taTME技术等。

内括约肌

外括约肌

肛门

ISR手术

仅仅切除直肠肛管的内括约肌，保留外括约肌和周围组织，从而更好地保留了肛门的功能。

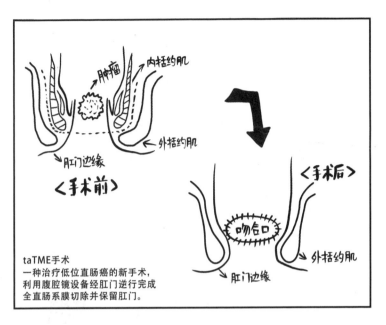

taTME手术
一种治疗低位直肠癌的新手术,
利用腹腔镜设备经肛门逆行完成
全直肠系膜切除并保留肛门。

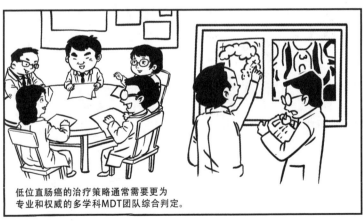

低位直肠癌的治疗策略通常需要更为
专业和权威的多学科MDT团队综合判定。

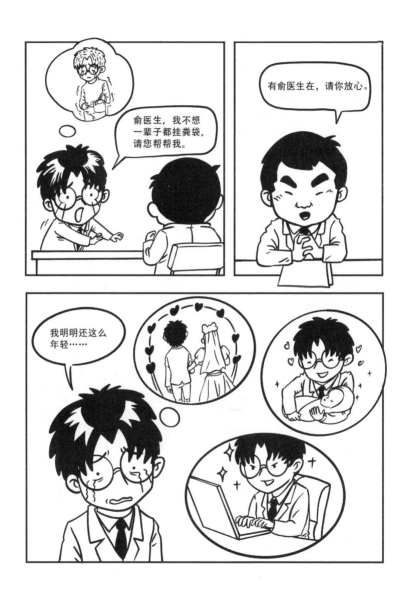

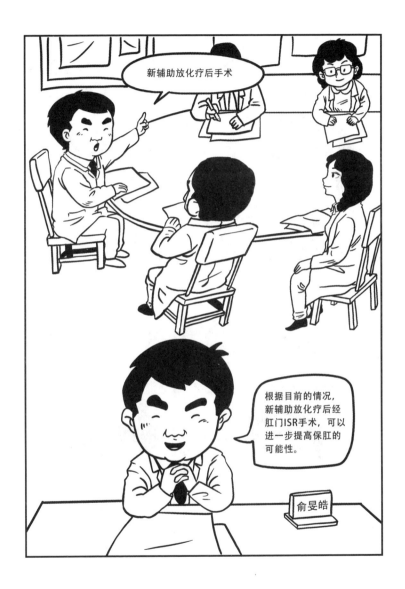

为什么需要先做放化疗

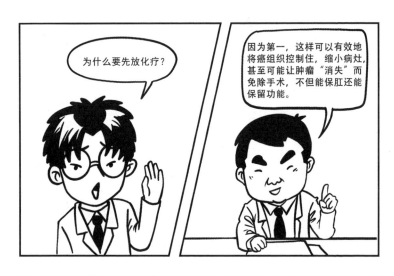

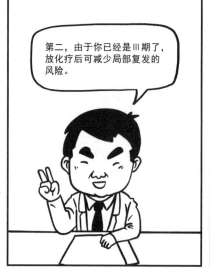

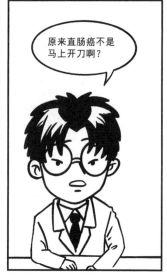

一般情况下，为了保证肿瘤切除彻底，要将肿瘤远侧1～2 cm的正常组织一起切除，如果肿瘤位置过低或已经靠近肛门口，保肛难度极大。

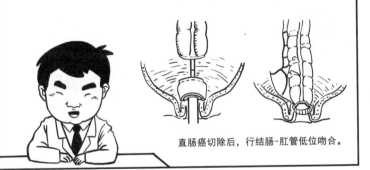

直肠癌切除后，行结肠-肛管低位吻合。

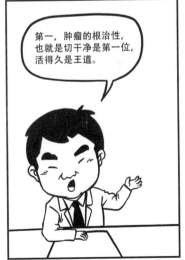

第一，肿瘤的根治性，也就是切干净是第一位，活得久是王道。

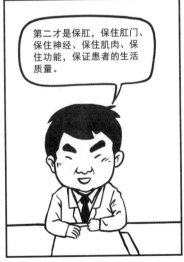

第二才是保肛，保住肛门、保住神经、保住肌肉、保住功能，保证患者的生活质量。

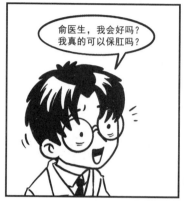

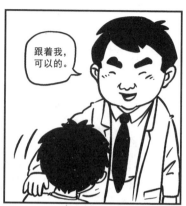

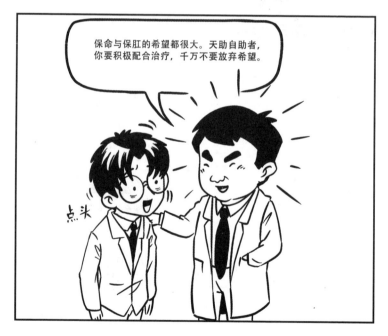

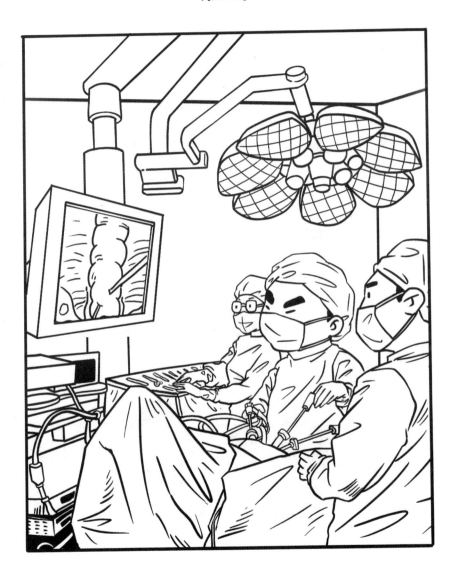

患者入院

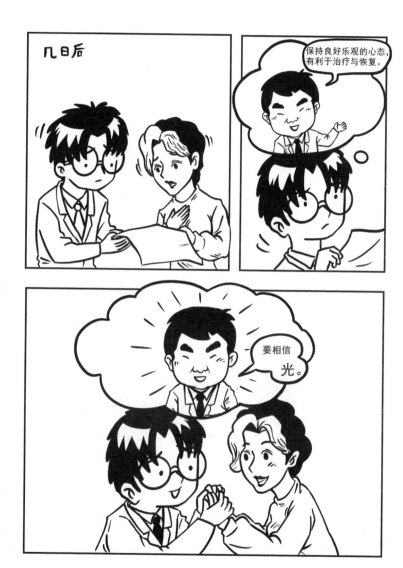

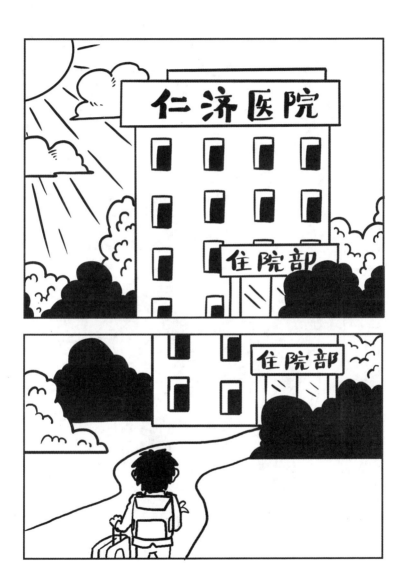

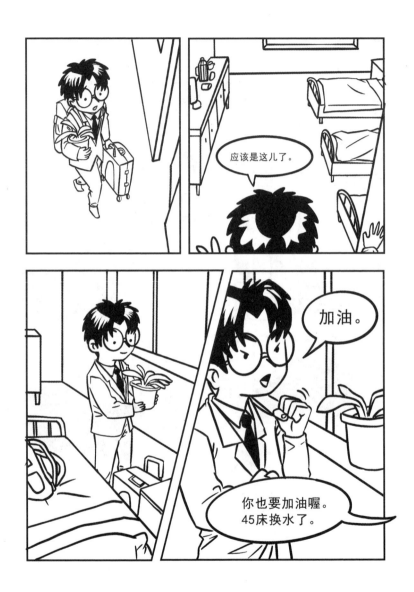

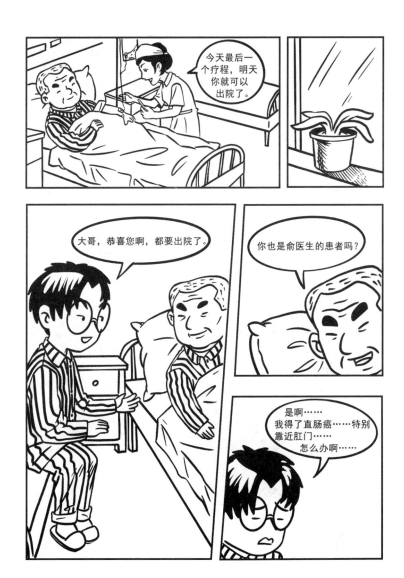

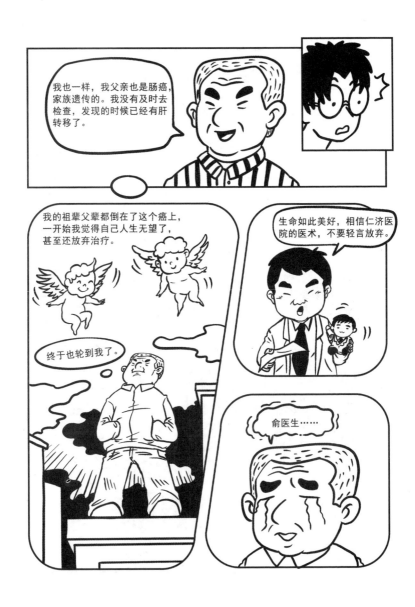

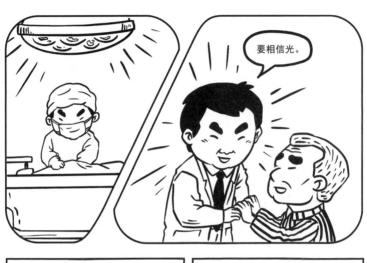

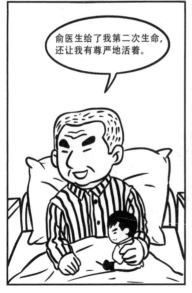

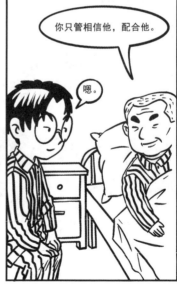

患者术前准备

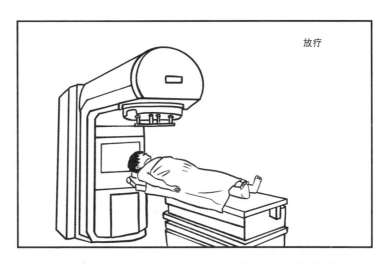

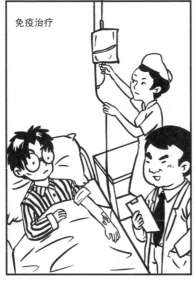

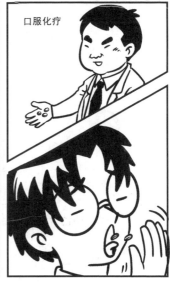

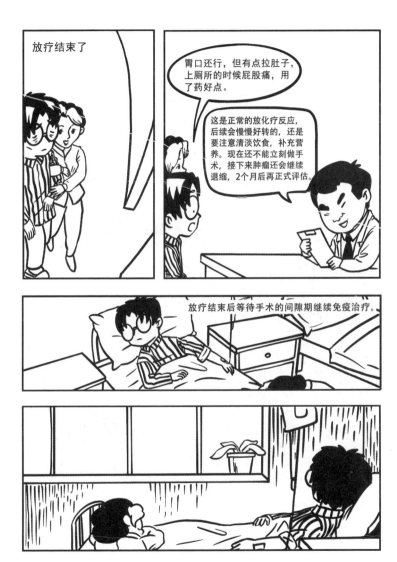

放疗结束了

胃口还行，但有点拉肚子，上厕所的时候屁股痛，用了药好点。

这是正常的放化疗反应，后续会慢慢好转的，还是要注意清淡饮食，补充营养。现在还不能立刻做手术，接下来肿瘤还会继续退缩，2个月后再正式评估。

放疗结束后等待手术的间隙期继续免疫治疗。

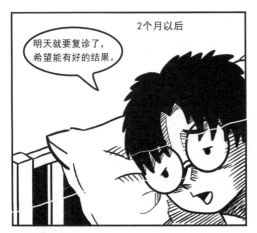

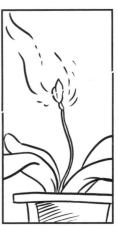

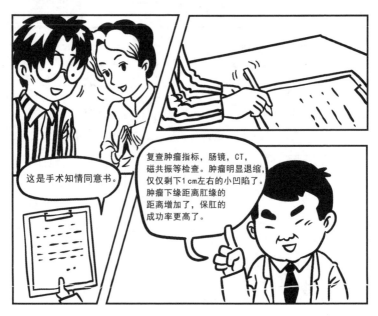

手术过程

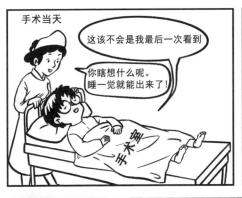

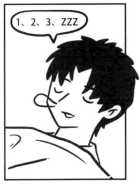

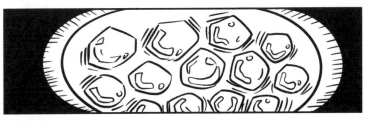

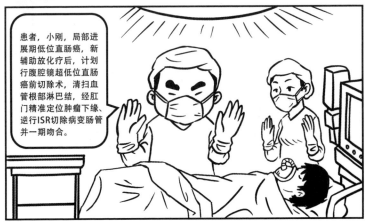

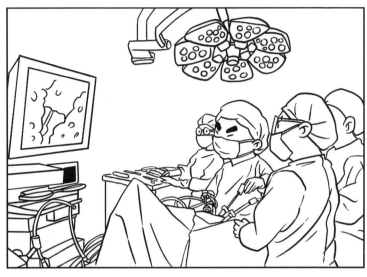

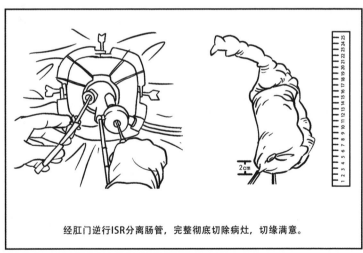

经肛门逆行ISR分离肠管，完整彻底切除病灶，切缘满意。

术后注意事项

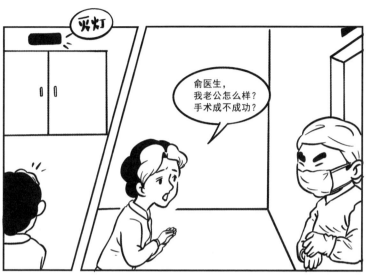

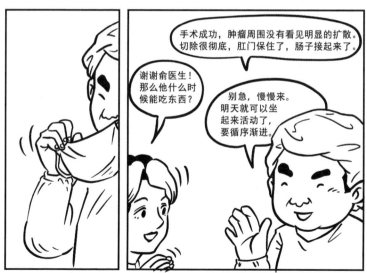

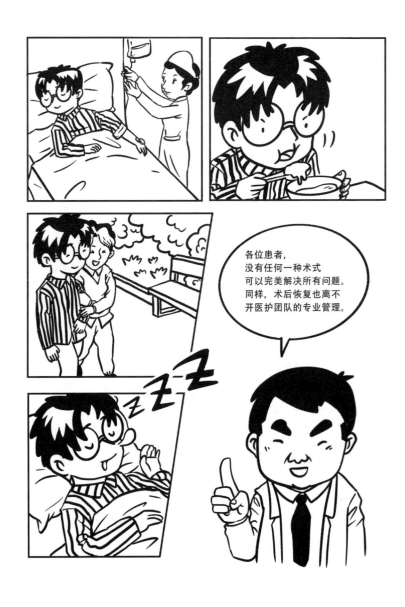

各位患者，没有任何一种术式可以完美解决所有问题。同样，术后恢复也离不开医护团队的专业管理。

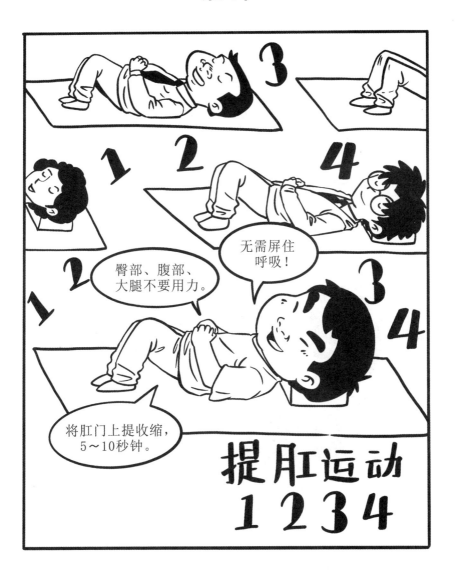

患者出院

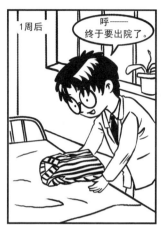

1周后

呼——
终于要出院了。

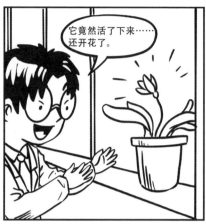

它竟然活了下来……
还开花了。

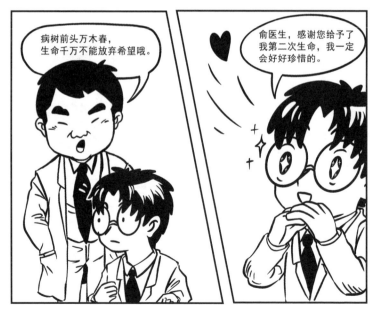

病树前头万木春，
生命千万不能放弃希望哦。

俞医生，感谢您给予了
我第二次生命，我一定
会好好珍惜的。

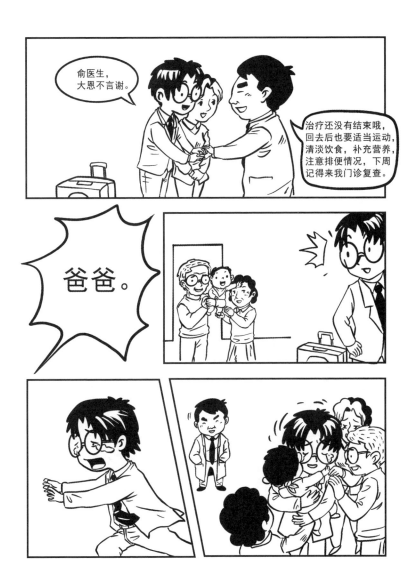

肛皓有你

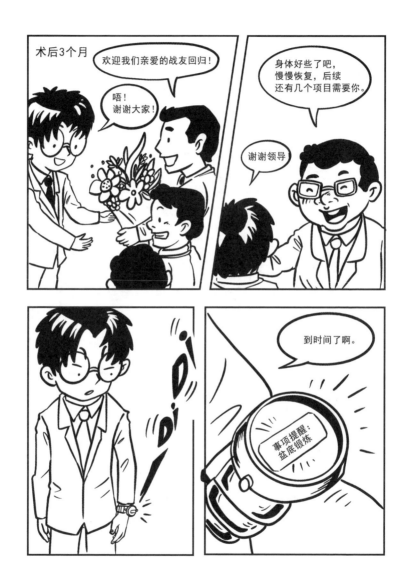

盆底肌恢复训练方法

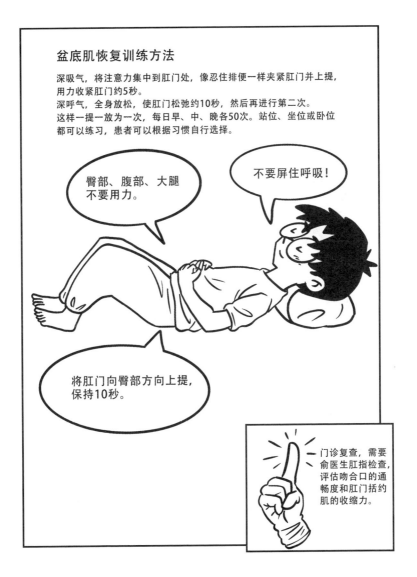

盆底肌恢复训练方法

深吸气，将注意力集中到肛门处，像忍住排便一样夹紧肛门并上提，用力收紧肛门约5秒。

深呼气，全身放松，使肛门松弛约10秒，然后再进行第二次。

这样一提一放为一次，每日早、中、晚各50次。站位、坐位或卧位都可以练习，患者可以根据习惯自行选择。

臀部、腹部、大腿不要用力。

不要屏住呼吸！

将肛门向臀部方向上提，保持10秒。

门诊复查，需要俞医生肛指检查，评估吻合口的通畅度和肛门括约肌的收缩力。

低位直肠癌与健康生活

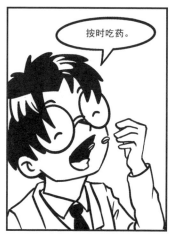

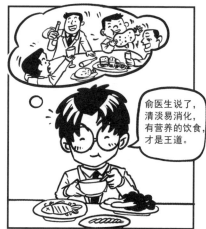

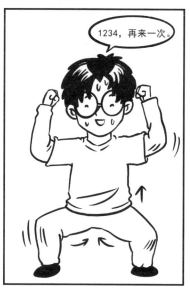

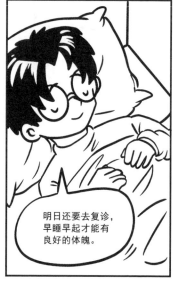

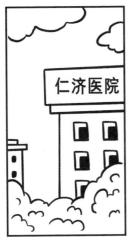

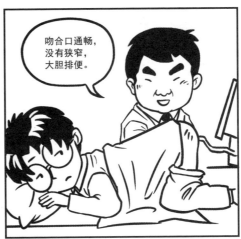

仁济医院

吻合口通畅，没有狭窄，大胆排便。

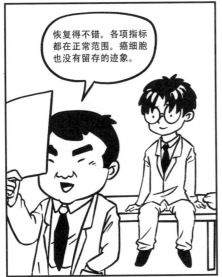

恢复得不错。各项指标都在正常范围。癌细胞也没有留存的迹象。

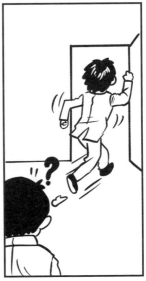

肛皓有你

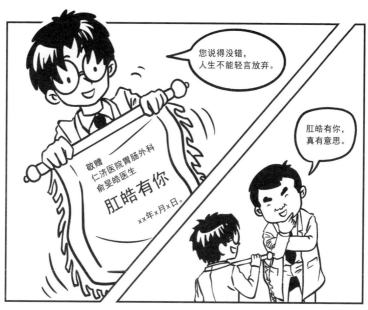

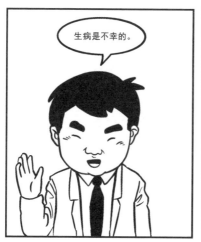

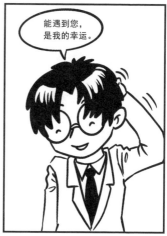

52

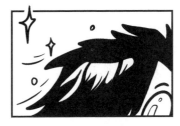

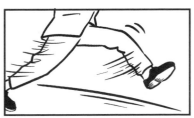

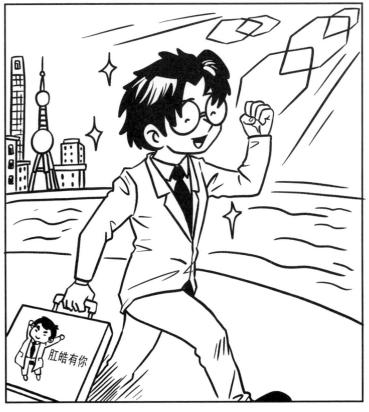

直肠癌患者饮食推荐表

术前

俞医生建议吃这些（少／低渣饮食）

主食：粥，烂糊面，（不含核桃等坚果的）面包。

副食：豆腐，蛋羹，土豆沙拉，粉丝，清汤。

点心：果冻，布丁，酸奶，（不含奶油的）蛋糕。

饮品：淡茶，去渣果汁，运动饮料。

医用口服营养制剂：流质、半流质饮食可能存在营养摄入不足的情况，此时就需要添加医用口服营养制剂，其优势在于营养易被胃肠道吸收，摄入均衡充足营养的同时能保护肠道屏障功能。通常，俞医生会要求患者手术前一周开始摄入半流质饮食，同时服用安素作为营养补充，而后再服用泻药清洁肠道，以达到更佳的手术效果。

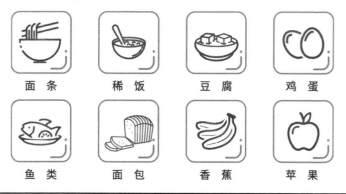

| 面条 | 稀饭 | 豆腐 | 鸡蛋 |
| 鱼类 | 面包 | 香蕉 | 苹果 |

术后

术后3~7天：流质

流质是呈液体状态或入口即化为液体的食物，为术后早期饮食，需要少量多餐，一日6餐或以上（但流质所提供的热量偏低，不宜长期食用）。

术后1~2周：半流质

半流质饮食是由流质到软饭的过渡阶段，食物要求去骨去刺、切碎易煮、清淡易消化，宜少量多餐，一日6餐或以上（与流质类似，半流质所提供的能量偏低，不宜长期食用）。

术后2~3周：软食

软食，指老人或病弱者吃的软而烂的食物（如泡软的面包）或半流质性的物品。

不宜食用大块食物，如干豆、坚果、粗纤维含量多的蔬菜，如韭菜、芹菜、芦笋、竹笋、黄花菜等。不宜用油炸、煎炸、烤等使食物干硬的烹调方式。